61 Recetas de Comidas Para Asmáticos Que Ayudarán a Reducir Naturalmente Síntomas Crónicos y Problemáticos:

Remedios Caseros Para Pacientes Asmáticos

Por

Joe Correa CSN

DERECHOS DE AUTOR

RECONOCIMIENTOS

Este libro está dedicado a mis amigos y familiares que han tenido una leve o grave enfermedad, para que puedan encontrar una solución y hacer los cambios necesarios en su vida.

61 Recetas de Comidas Para Asmáticos Que Ayudarán a Reducir Naturalmente Síntomas Crónicos y Problemáticos:

Remedios Caseros Para Pacientes Asmáticos

Por

Joe Correa CSN

CONTENIDOS

ACERCA DEL AUTOR

Luego de años de investigación, honestamente creo en los efectos positivos que una nutrición apropiada puede tener en el cuerpo y la mente. Mi conocimiento y experiencia me han ayudado a vivir más saludablemente a lo largo de los años y los cuales he compartido con familia y amigos. Cuanto más sepa acerca de comer y beber saludable, más pronto querrá cambiar su vida y sus hábitos alimenticios.

La nutrición es una parte clave en el proceso de estar saludable y vivir más, así que empiece ahora. El primer paso es el más importante y el más significativo.

INTRODUCCION

61 Recetas de Comidas Para Asmáticos Que Ayudarán a Reducir Naturalmente Síntomas Crónicos y Problemáticos: Remedios Caseros Para Pacientes Asmáticos

Por Joe Correa CSN

El asma es una condición en la que los conductos del pulmón o tubos bronquiales están inflamados. Usualmente está seguido de síntomas típicos como toser, entumecimiento del pecho y dolor, jadeos, etc. Si su doctor confirma que tiene esta condición, entonces hay algunas cosas que debería saber.

No hay ninguna súper comida que cure el asma o pare los ataques, pero hay una conexión directa entre este problema respiratorio y una dieta saludable.

Los síntomas del asma pueden ser tratados con ciertas comidas que prevendrán esta enfermedad, como así también mejorar su salud general. Una dieta saludable rica en nutrientes y ejercicio regular son guías básicas y generales para una vida larga y saludable. En muchos casos, el asma está asociado con la obesidad. Es por ello que es extremadamente importante controlar su peso.

La mayoría de los doctores concuerdan en que ciertas comidas podrían también ser desencadenantes del asma. Si nota una reacción alérgica a ciertas comidas, debería considerar evitarlas, porque podrían ser de alto riesgo para su condición asmática.

Por otro lado, hay una regla general para los asmáticos: cuantas menos frutas y vegetales frescos, mayor frecuencia de asma. ¡Así de simple! Es por ello que quiero darle una solución rápida y sabrosa a su problema. He hecho una colección de recetas deliciosas que ayudarán a tratar y prevenir el asma. Estas recetas están repletas de nutrientes, vitaminas, minerales y ácidos grasos con omega-3 saludables, y son muy ricas. Están llenas de frutas y vegetales, que tienen antioxidantes naturales que ayudarán a su cuerpo a combatir el proceso inflamatorio por el que está pasando, y protegerán a sus células de condiciones problemáticas futuras.

Este libro está basado en recetas que contienen alimentos antiinflamatorios científicamente comprobados. Estará sorprendido de lo sabroso que es el "Salmón con Vegetales", y una porción en el almuerzo le dará nutrientes irremplazables. "Ensalada con Nueces", por otro lado, es una delicadeza y fuente masiva de fibras, vitaminas y minerales. Para la comida más importante del día (el desayuno), dese un gusto con el sorprendente "Omelette de Gouda y Cebolla". ¡Pero eso no es todo! Este libro ofrece algunas recetas geniales y saludables para el desayuno, almuerzo, cena y postres, que van a fortalecer su sistema inmune. Preparar estas comidas cada día no solo prevendrá el asma, sino que mejorará su salud general y reducirá el exceso de peso que podría tener. Habiendo dicho esto, creo que es momento de probar estas recetas. Deje que este libro sea su nuevo comienzo en la prevención del asma.

61 RECETAS DE COMIDAS PARA ASMÁTICOS QUE AYUDARÁN A REDUCIR NATURALMENTE SÍNTOMAS CRÓNICOS Y PROBLEMÁTICOS: REMEDIOS CASEROS PARA PACIENTES ASMÁTICOS

1. Salmon y Vegetales

Ingredientes:

1 libra de filetes de salmón silvestre, sin piel ni hueso

1 taza de arroz blanco, de grano largo

1 taza de caldo de pollo

1 calabacín pequeño, sin piel y en rodajas

2 zanahorias pequeñas, en rodajas

1 cucharada de aceite de oliva

¼ taza de jugo de limón

1 cucharadita de romero fresco, en trozos finos

¼ cucharadita de pimienta negra, molida

¼ cucharadita de sal marina

Preparación:

Precalentar el horno a 375°F.

Combinar el salmón, jugo de limón, romero, aceite de oliva, sal y pimienta en un tazón de vidrio. Cubrir la carne bien y refrigerar por 30 minutos antes de grillar.

Combinar el arroz y caldo de pollo en una olla mediana a fuego medio/alto. Agregar las zanahorias, calabacín, y rociar con sal y pimienta a gusto. Hervir y remover del fuego. Dejar a un lado.

Poner los filetes de salmón en una fuente sobre papel de hornear. Cubrir con la mezcla de arroz y vegetales. Tapar con papel aluminio y llevar al horno. Cocinar por 10-15 minutos o hasta que esté listo. Servir caliente.

Información nutricional por porción: Kcal: 347, Proteínas: 28.4g, Carbohidratos: 28.3g, Grasas: 17.6g

2. Batido de Pepino y Menta

Ingredientes:

1 pepino grande, en trozos

1 taza de espinaca, pre cocida

1 cucharada de miel

¼ taza de hojas de menta

1 taza de Yogurt griego

1 cucharada de jugo de limón

1 cucharada de semillas de chía

Preparación:

Poner la espinaca en una olla de agua hirviendo. Cocinar por 10 minutos o hasta que ablande. Colar y dejar enfriar completamente.

Combinar la espinaca y los otros ingredientes en una licuadora. Pulsar hasta que esté suave y transferir a un vaso.

Decorar con hojas de menta frescas y refrigerar por 30 minutos antes de servir.

Información nutricional por porción: Kcal: 130, Proteínas: 3.8g, Carbohidratos: 31.6g, Grasas: 0.7g

3. Omelette de Gouda y Cebolla

Ingredientes:

4 claras de huevo de corral

1 huevo de corral

3 cucharadas de Queso gouda, rallado

1 cucharada de leche descremada

1 cebolla pequeña, en rodajas

2 cucharadita de aceite de semilla de uva

1 cucharadita de Mostaza de Dijon

2 cucharadas de quínoa blanca, pre cocida

Preparación:

Verter una taza de agua en una olla pequeña y hervir. Añadir la quínoa y cocinar por 15 minutos. Remover del fuego y dejar enfriar.

Mientras tanto, precalentar 1 cucharada de aceite de semilla de uva en una sartén grande a fuego medio/bajo. Añadir la cebolla y una cucharada de agua. Tapar y cocinar hasta que trasluzca. Remover del fuego y añadir la mostaza. Revolver bien para combinar. Dejar a un lado.

Precalentar otra cucharada de aceite de semilla de uva en una sartén grande a fuego medio/alto. Batir los huevos y clara de huevo en un tazón. Añadir leche y verter la mezcla en la sartén. Cocinar por 4-5 minutos de ambos lados. Esparcir la quínoa preparada previamente y las cebollas sobre una mitad y doblar el omelette.

Rociar con queso gouda rallado y sal a gusto.

Información nutricional por porción: Kcal: 210, Proteínas: 14.3g, Carbohidratos: 18.5g, Grasas: 8.6g

4. Cazuela de Ziti

Ingredientes:

4 onzas de pasta Ziti

6 onzas de queso ricota, desmenuzado

6 onzas de queso cheddar, desmenuzado

2 zanahorias medianas, en rodajas

2 cebollas moradas medianas, en trozos finos

1 lata de salsa de tomate

1 diente de ajo, aplastado

1 pimiento mediano, en trozos

1 calabacín mediano, en rodajas

1 lata de tomates cherry, en mitades

1 lata de frijoles negros, lavados y colados

8 onzas de maíz congelado, descongelado

1 cucharada de aceite de oliva

1 cucharadita de orégano seco, molido

½ cucharadita de ají picante, molido

¼ cucharadita de pimienta negra, molida

Preparación:

Precalentar el horno a 375°F.

Precalentar el aceite en una sartén grande a fuego medio/alto. Añadir el ajo y cebollas y freír por 2-3 minutos. Agregar el pimiento, calabacín y zanahorias. Cocinar por otros 10 minutos, revolviendo constantemente. Añadir la salsa de tomate y tomates en lata. Rociar con orégano y revolver.

Cocinar hasta que hierva y reducir el fuego al mínimo. Cocinar por otros 15 minutos, revolviendo ocasionalmente. Añadir los frijoles y maíz. Rociar con ají picante y revolver. Cocinar 5 minutos más y remover del fuego.

Añadir la pasta y quesos. Transferir a una cazuela. Llevar al horno y cocinar por 30 minutos. Remover y dejar reposar por 5 minutos. Servir caliente.

Información nutricional por porción: Kcal: 440, Proteínas: 20.4g, Carbohidratos: 59.3g, Grasas: 17.1g

5. Ensalada de Palta y Remolacha

Ingredientes:

1 palta mediana, sin piel y en trozos

4 remolachas medianas, sin piel y en trozos

2 tazas de tomates cherry, en mitades

1 pera mediana, sin carozo y en trozos

1 zanahoria grande, en rodajas

2 cucharadas de alcaparras, en trozos

1 cucharada de aceite de oliva

1 cucharada de vinagre balsámico

¼ cucharadita de Pimienta Cayena, molida

¼ cucharadita de sal marina

¼ cucharadita de pimienta negra, molida

Preparación:

Poner la remolacha en una olla grande. Verter agua hasta cubrir y hervir. Cocinar por 15 minutos o hasta que ablanden. Remover del fuego y colar. Dejar a un lado.

Combinar el vinagre, aceite y pimienta cayena en un tazón pequeño. Batir bien y dejar a un lado.

Mientras tanto, combinar los trozos de palta, zanahoria y tomates cherry en un tazón de ensalada. Añadir la remolacha cocida y la salsa. Revolver bien y rociar con alcaparras, sal y pimienta.

Servir inmediatamente.

Información nutricional por porción: Kcal: 202, Proteínas: 2.7g, Carbohidratos: 16.7g, Grasas: 15.5g

6. Arroz con Peras

Ingredientes:

4 tazas de arroz negro, pre cocido

2 peras grandes, sin carozo y en cubos

½ taza de cebollas de verdeo, en trozos finos

½ taza de apio fresco, en cubos

3 cucharadas de aceite vegetal

3 cucharadas de jugo de limón

2 dientes de ajo, aplastados

¼ cucharadita de pimienta negra, molida

¼ cucharadita de jengibre fresco, molido

¼ cucharadita de sal

Preparación:

Combinar el ajo, jengibre, sal, pimienta y jugo de limón en un tazón mediano. Revolver bien y añadir los cubos de pera. Cubrir y dejar a un lado.

Mientras tanto, poner el arroz en una olla profunda. Verter agua hasta cubrir y hervir. Añadir las cebollas de verdeo, apio y aceite. Revolver bien y cocinar hasta que esté blando. Remover del fuego y dejar enfriar. Transferir a un tazón y añadir la mezcla de peras. Refrigerar por 20 minutos antes de servir.

Información nutricional por porción: Kcal: 527, Proteínas: 9.8g, Carbohidratos: 98.1g, Grasas: 10.3g

7. Salmón con Espinaca en Salsa Dijon

Ingredientes:

1 libra de filetes de salmón, sin piel ni hueso

4 cucharadas de Mostaza de Dijon

1 cucharada de aceite de oliva

1 cucharada de miel

1 cucharadita de eneldo seco

¼ cucharadita de sal

¼ cucharadita de pimienta negra fresca molida

1 taza de espinaca, en trozos

2 dientes de ajo molidos

Preparación:

Combinar la miel, eneldo, mostaza, sal y pimienta en un tazón pequeño. Revolver bien para combinar. Poner los filetes en un tazón grande y añadir la marinada. Cubrir la carne bien y dejar reposar por 1 hora.

Poner la espinaca en una olla de agua hirviendo. Cocinar 5 minutos y remover del fuego. Colar y dejar a un lado.

Precalentar el aceite en una sartén grande a fuego medio/alto. Añadir el ajo y freír hasta que trasluzca. Agregar la carne y reservar la marinada. Cocinar por 3-5 minutos de cada lado. Transferir la carne a un plato, y reducir el fuego de la sartén al mínimo. Agregar la espinaca y cocinar por 10 minutos, revolviendo constantemente. Remover del fuego y añadirla al plato.

Rociar con la marinada y un poco de sal y pimienta.

Información nutricional por porción: Kcal: 234, Proteínas: 23.4g, Carbohidratos: 10.4g, Grasas: 13.8g

8. Batido de Arándanos y Mango

Ingredientes:

¼ taza de arándanos

1 mango pequeño, en cubos

1 pera grande, en trozos

3 cucharadas de nueces, en trozos

1 cucharada de miel

1 cucharadita de semillas de cáñamo

1 taza de agua

Preparación:

Combinar los ingredientes en una procesadora. Pulsar hasta que esté suave. Transferir a vasos y decorar con hojas de menta y nueces. Refrigerar por 1 hora antes de servir.

Información nutricional por porción: Kcal: 253, Proteínas: 4.8g, Carbohidratos: 47.1g, Grasas: 7.7g

9. Ensalada de Pepino con Vinagreta de Tomate

Ingredientes:

2 pepinos grandes

2 tazas de Lechuga iceberg, en trozos

1 cebolla pequeña, en rodajas

1 cucharada de crema agria

3 cucharadas de vinagre de vino blanco

1 cucharadita de Salsa Worcestershire

½ taza de tomates secos, en trozos finos

1 dientes de ajo molidos

1 cucharadita de perejil, en trozos finos

1 cucharadita de miel

¼ cucharadita de pimienta negra, molida

2 cucharadas de aceite de oliva extra virgen

Preparación:

Combinar la crema agria, salsa Worcestershire, vinagre, tomates secos, ajo, miel, aceite, pimienta y sal en una jarra o tazón pequeño. Revolver bien y tapar. Refrigerar por la noche.

Combinar el pepino, lechuga y cebolla en un tazón de ensalada grande. Rociar con la marinada y añadir perejil fresco encima.

Información nutricional por porción: Kcal: 179, Proteínas: 1.4g, Carbohidratos: 11.2g, Grasas: 15.4g

10. Sopa de Coliflor y Brócoli

Ingredientes:

1 libra de coliflor, en trozos

1 libra de broccoli, en mitades

5 tazas de caldo de pollo

2 cucharadas de aceite de oliva

2 dientes de ajo, molidos

1 cucharada de Mostaza de Dijon

1 cucharadita de mezcla de sazón de vegetales

½ cucharadita de sal

Preparación:

Precalentar el aceite en una olla grande a fuego medio/alto. Añadir el ajo y freír hasta que trasluzca. Agregar la coliflor, brócoli y sal. Añadir el caldo y hervir.

Reducir el fuego al mínimo y hervir por 20 minutos, o hasta que ablanden. Remover del fuego y dejar enfriar.

Transferir a una procesadora y pulsar por 2 minutos, o hasta que esté bien suave. Añadir mostaza y rociar con mezcla de sazón de vegetales. Pulsar nuevamente.

Transferir la sopa a una olla y tapar. Añadir más caldo de pollo o agua si está muy espesa y calentarla.

Servir caliente.

Información nutricional por porción: Kcal: 120, Proteínas: 7.8g, Carbohidratos: 10.3g, Grasas: 6.2g

11. Pollo en Salsa de Limón y Romero

Ingredientes:

1 pollo, (3-4 lb.), entero

3 papas pequeñas, sin piel y en gajos

1 taza de jugo de limón

1 cucharadita de romero seco

½ cucharadita de mezcla de sazón de vegetales

¼ cucharadita de pimienta negra, molida

¼ cucharadita de sal

Preparación:

Precalentar el grill a fuego medio/bajo.

Combinar el jugo de limón, romero, mezcla de sazón de vegetales, pimienta y sal en una fuente de hornear grande. Revolver bien para combinar. Cortar el pollo por la mitad y ponerlo encima. Cubrir bien con la marinada y dejar reposar por 2 horas.

Mientras tanto, poner las papas en una olla con agua hirviendo. Cocinar hasta que ablanden. Remover del fuego y dejar enfriar. Cortar en gajos y transferir a la fuente de la carne.

Grillar el pollo por 1 hora, rotándolo varias veces hasta que dore bien. Remover del grill.

Decorar con romero fresco y servir.

Información nutricional por porción: Kcal: 309, Proteínas: 50.6g, Carbohidratos: 10.8g, Grasas: 5.5g

12. Ensalada de Puerro con Nueces

Ingredientes:

8 puerros pequeños, en trozos

2 dientes de ajo, molidos

¼ taza de chalotes, molidos

¼ taza de nueces, en trozos

1 cucharadita de mostaza amarilla

2 cucharadas de vinagre balsámico

2 cucharadas de aceite de oliva

1 cucharada de cebollines, molidos

1 cucharadita de perejil fresco, en trozos finos

¼ cucharadita de sal

¼ cucharadita de pimienta negra, molida

Preparación:

Combinar el ajo, chalotes, mostaza y nueces en un tazón pequeño. Verter el vinagre y aceite. Revolver bien. Rociar con perejil, cebollines, sal y pimienta. Dejar reposar por 30 minutos.

Mientras tanto, poner los puerros en una sartén grande a fuego medio/alto. Verter agua hasta cubrir y hervir. Reducir el fuego al mínimo y tapar. Cocinar por 10-12 minutos, hasta que esté listo. Remover del fuego y colar bien. Transferir a un tazón de ensalada.

Verter la marinada sobre los puerros. Dejar enfriar y refrigerar por 10 minutos antes de servir.

Información nutricional por porción: Kcal: 121, Proteínas: 2.3g, Carbohidratos: 3.2g, Grasas: 11.7g

13. Pepas de Pescado con Salsa de Tomate

Ingredientes:

8 onzas de filetes de trucha, en cubos

½ taza de pan rallado

1 huevo grande

2 cucharadas de Yogurt griego

¼ taza de leche descremada

1 cucharada de jugo de limón

¼ cucharadita de sal

¼ cucharadita de pimienta negra, molida

Para la salsa:

2 tomates grandes, en puré

1 cucharada de jugo de limón

¼ cucharadita de ají picante, molido

¼ cucharadita de orégano seco, molido

Preparación:

Precalentar el horno a 375°F.

Combinar los tomates, chile, orégano y jugo de limón en una procesadora. Pulsar hasta que esté suave. Dejar a un lado.

Batir el huevo en un tazón mediano. Añadir el yogurt y leche. Rociar con sal y pimienta a gusto y batir bien para combinar.

Remojar el pescado en la mezcla de huevo y luego enrollarlo en pan rallado.

Poner papel de hornear sobre una fuente. Esparcir el pescado bien y poner en el horno. Cocinar hasta que doren. Remover del horno.

Servir las pepas horneadas con salsa de tomate.

Información nutricional por porción: Kcal: 204, Proteínas: 19.8g, Carbohidratos: 14.4g, Grasas: 7.1g

14. Ensalada de Menta y Frutilla

Ingredientes:

2 tazas de frutillas, en rodajas

1 taza de rúcula, en trozos

½ taza de repollo colorado, rallado

½ taza de dátiles, sin carozo y en trozos

1 taza de Lechuga romana, en trozos

½ taza de crema agria

1 cucharada de menta fresca, molida

2 cucharadas de jugo de naranja

¼ cucharadita de sal

3-4 hojas de menta

Preparación:

Combinar la crema agria, jugo de naranja, menta molida, sal y pimienta en un tazón pequeño. Revolver bien para combinar y dejar a un lado.

Combinar las frutillas, rúcula, repollo y dátiles en un tazón grande. Revolver una vez y añadir la salsa hecha previamente.

Decorar con hojas de menta y refrigerar por 15 minutos antes de servir.

Información nutricional por porción: Kcal: 157, Proteínas: 2.3g, Carbohidratos: 25.5g, Grasas: 6.4g

15. Brócoli Cremoso

Ingredientes:

1 libra de broccoli, en trozos

4 onzas de queso cheddar, rallado

3 cucharadita de maicena

1 taza de leche descremada

1 cucharadita de Salsa Worcestershire

¼ cucharadita pimienta negra, molida

½ cucharadita de sal

Preparación:

Poner el brócoli en una olla de agua hirviendo. Cocinar hasta que ablande y remover del fuego. Colar y dejar a un lado.

Combinar la maicena y leche en una sartén grande a fuego medio/alto. Hervir y reducir el fuego al mínimo. Cocinar hasta que espese levemente. Añadir el queso y salsa. Cocinar hasta que el queso se haya derretido. Remover del fuego y dejar enfriar un rato.

Transferir las porciones de brócoli a platos. Verter encima la salsa y servir.

Información nutricional por porción: Kcal: 185, Proteínas: 12.3g, Carbohidratos: 13.1g, Grasas: 9.8g

16. Envueltos de Pavo

Ingredientes:

12 onzas de filetes de pavo, molidos

10 onzas de tomates, en trozos finos

1 cebolla pequeña, en rodajas

3 dientes de ajo, molidos

3 cucharadas de salsa de tomate

1 cucharada de Salsa Worcestershire

1 cucharadita de pimentón, molido

1 cucharada de aceite de oliva

½ cucharadita de sal

4 hojas de lechuga

4 tortillas

Preparación:

Precalentar el aceite en una olla grande a fuego medio/alto. Añadir la cebolla y ajo y freír hasta que trasluzca. Agregar la carne, tomates, salsa de tomate y salsa Worcestershire. Rociar con una pizca de sal y revolver bien. Reducir el fuego al mínimo, tapar y cocinar por 3 horas o hasta que esté listo. Añadir el pimentón y remover del fuego. Dejar reposar.

Esparcir una hoja de lechuga sobre la tortilla y añadir la mezcla encima. Envolver y asegurar con un palillo de madera.

Información nutricional por porción: Kcal: 259, Proteínas: 27.5g, Carbohidratos: 17.7g, Grasas: 8.7g

17. Pollo Al Estilo Español

Ingredientes:

1 libra de filetes de pollo, sin piel ni hueso, en trozos

1 taza de caldo de pollo

2 cucharadas de harina común

2 pimientos, en tiras

1 cebolla grande, en gajos

2 tomates medianos, en cubos

2 cucharadas de aceite de oliva

2 dientes de ajo, aplastados

¼ cucharadita de Pimienta Cayena, molida

¼ cucharadita de sal

¼ cucharadita de pimienta negra, molida

Preparación:

Combinar los trozos de carne, harina y sal en un tazón grande. Mezclar bien para combinar y dejar a un lado.

Precalentar el aceite en una sartén antiadherente grande a fuego medio/alto. Añadir el ajo y freír hasta que trasluzca. Agregar la carne y cocinar hasta que dore. Reducir el fuego al mínimo y añadir los tomates, pimientos y cebolla. Rociar con pimienta cayena y sal a gusto.

Verter encima el caldo de pollo y dejar hervir por 15 minutos. Rociar con sal y pimienta gusto.

Información nutricional por porción: Kcal: 303, Proteínas: 36.1g, Carbohidratos: 14.2g, Grasas: 11.2g

18. Sopa Cremosa de Hinojo

Ingredientes:

1 bulbo de hinojo mediano, en trozos

2 tazas de caldo vegetal

1 taza de leche descremada

1 taza de quínoa blanca, pre cocida

2 dientes de ajo, molidos

½ cucharadita de sal

¼ cucharadita de pimienta negra, molida

Preparación:

Combinar el hinojo, leche, quínoa, ajo y caldo vegetal en una olla profunda a fuego medio/alto. Hervir y reducir el fuego al mínimo. Tapar y cocinar por 10-15 minutos más. Remover del fuego y dejar enfriar un rato.

Transferir la sopa a una procesadora y pulsar hasta que esté suave. Retornar la sopa a la olla. Recalentar y servir caliente.

Información nutricional por porción: Kcal: 146, Proteínas: 7.5g, Carbohidratos: 23.7g, Grasas: 2.3g

19. Risotto con Frijoles

Ingredientes:

2 tazas de arroz blanco, pre cocida

1 taza de frijoles congelados, descongelados

1 taza de champiñones, en mitades

2 tazas de caldo vegetal

1 cebolla pequeña, en trozos finos

1 cucharadita de vinagre balsámico

2 cucharadas de aceite de oliva

½ cucharadita de sal

¼ cucharadita de pimienta negra, molida

2 tazas de agua

Preparación:

Combinar el caldo vegetal y agua en una olla profunda y hervir. Añadir el arroz, frijoles y champiñones. Reducir el fuego al mínimo y tapar.

Mientras tanto, precalentar el aceite en una sartén grande y añadir la cebolla. Freír hasta que trasluzca. Agregar el vinagre y saltear por 1 minuto. Remover del fuego y transferir a la olla.

Cocinar hasta que el agua evapore, o hasta que esté listo.

Servir caliente.

Información nutricional por porción: Kcal: 291, Proteínas: 6.5g, Carbohidratos: 52.2g, Grasas: 5.6g

20. Calabaza y Avena con Nueces Pecanas

Ingredientes:

2 tazas de avena

2 tazas de calabaza, sin piel, pre cocida, y en trozos

3 tazas de leche descremada

¼ cucharadita de canela

¼ taza de nueces pecanas, en trozos

¼ taza de ciruelas pasas, en trozos

Preparación:

Preparar la avena usando las instrucciones del paquete, o combinarla con leche y cocinarla en microondas por 2-3 minutos.

Poner los trozos de calabaza en una olla de agua hirviendo y cocinar hasta que ablande. Remover del fuego y colar. Cortar en trozos del tamaño de un bocado y añadirlos a la avena con leche. Rociar con canela y recalentar 1 minuto. Añadir las nueces pecanas y ciruelas pasas antes de servir.

Información nutricional por porción: Kcal: 387, Proteínas: 17.3g, Carbohidratos: 71.3g, Grasas: 4.1g

21. Berenjenas Horneadas con Mozzarella

Ingredientes:

1 berenjena grande, sin piel y en piezas del tamaño de un bocado

6 onzas de queso mozzarella, en rodajas finas

3 tomates grandes, en trozos

¼ cucharadita de romero seco, molido

¼ cucharadita de sal

¼ ají picante, molido

¼ cucharadita de pimienta negra, molida

Preparación:

Precalentar el horno a 375°F.

Combinar los tomates, romero, sal, chile y pimienta en una licuadora. Pulsar hasta que esté suave y dejar a un lado.

Poner papel de hornear en una fuente grande. Hacer una capa de rebanadas de mozzarella y cubrir con los trozos de berenjena. Hacer otra capa de queso y verter encima la salsa de tomate para cubrir todo bien. Rociar con sal y pimienta a gusto. Poner en el horno y cocinar por 30 minutos. Remover del horno y dejar reposar un rato.

Servir caliente.

Información nutricional por porción: Kcal: 116, Proteínas: 9.6g, Carbohidratos: 9.1g, Grasas: 5.3g

22. Ensalada Cremosa de Arándanos Agrios

Ingredientes:

1 taza de arándanos agrios frescos, en trozos

½ ananá mediano, en trozos

1 manzana verde mediana, en trozos

1 cucharada de miel

2 tazas de crema batida

1 cucharada de almendras, en trozos

1tbsp of semillas de chía

Preparación:

Combinar la crema batida, almendras y miel en un tazón grande. Mezclar bien usando una batidora de mano. Dejar a un lado.

Combinar los arándanos agrios, ananá y manzana en un tazón grande. Verter encima la crema hecha previamente.

Rociar con semillas de chía y refrigerar por 30 minutos antes de servir.

Información nutricional por porción: Kcal: 254, Proteínas: 5.8g, Carbohidratos: 18.6g, Grasas: 20.4g

23. Atún Marinado con Espinaca

Ingredientes:

1 libra de filetes de atún, sin hueso

2 tazas de espinaca, en trozos

1 cebolla morada pequeña, en rodajas

2 cucharadas de aceite de oliva

1 cucharada de jugo de lima

1 cucharada de jugo de limón

2 cucharadita de cilantro, en trozos finos

2 cucharadita de comino, molido

1 cucharadita de sal marina

½ cucharadita de pimienta negra, molida

Preparación:

Poner la espinaca en una olla de agua hirviendo y cocinar hasta que ablande. Remover del fuego y colar bien. Dejar a un lado.

Combinar el jugo de lima, jugo de limón, cilantro, comino, sal y pimienta en un tazón grande. Poner la carne y cubrir bien. Tapar y dejar reposar por 20 minutos.

Precalentar el grill a fuego medio/alto. Cocinar por 2-3 minutos de cada lado o hasta que esté listo.

Servir con espinaca y cubrir con rodajas de cebolla.

Información nutricional por porción: Kcal: 285, Proteínas: 34.8g, Carbohidratos: 3.1g, Grasas: 14.5g

24. Ensalada de Uva y Queso

Ingredientes:

1 libra de uvas rojas

1 libra de uvas verdes

8 onzas de queso crema, ablandado

1 cucharada de miel

1 cucharadita de extracto de vainilla

3 cucharadas de nueces pecanas, en trozos

Preparación:

Combinar el queso crema, extracto de vainilla y miel en un tazón grande. Batir bien hasta que esté suave. Añadir las uvas y revolver bien para combinar. Cubrir y refrigerar por 30 minutos. Cubrir con nueces pecanas antes de servir.

Información nutricional por porción: Kcal: 295, Proteínas: 4.6g, Carbohidratos: 35.9g, Grasas: 16.5g

25. Camarones al Coco

Ingredientes:

12 onzas de camarones, sin piel y sin vaina

½ taza de leche de coco

4 dientes de ajo, molidos

1 cucharada de aceite de oliva

1 cucharada de cilantro fresco, en trozos finos

1 cucharadita de jugo de limón

¼ cucharadita de sal

Preparación:

Poner el arroz en una olla profunda. Verter agua hasta cubrir todos los ingredientes. Cocinar hasta que evapore o hasta que esté listo. Remover del fuego y dejar a un lado.

Precalentar el aceite en una olla profunda a fuego medio/alto. Añadir el ajo y freír hasta que trasluzca. Agregar los camarones y cocinar por 2-3 minutos más.

Añadir los otros ingredientes y revolver 1 vez. Sellar y cocinar por al menos 5 horas. Remover del fuego y dejar reposar por un momento antes de quitar la tapa.

Servir con arroz.

Información nutricional por porción: Kcal: 410, Proteínas: 40.5g, Carbohidratos: 7.9g, Grasas: 24.2g

26. Estofado de Pimientos Rojos

Ingredientes:

2 cucharadas de aceite de oliva

1 cebolla pequeña, en rodajas

2 dientes de ajo en trozos

1 pimienta de pimiento rojo, en trozos

2 tomates pequeños, en rodajas

1 cucharada de vinagre de manzana

2 cucharadas de aceite de oliva

4-5 hojas de albahaca frescas

¼ cucharadita de sal

¼ cucharadita de pimienta negra, molida

Preparación:

Calentar el aceite de oliva en una sartén grande a fuego medio. Añadir la cebolla y freír por unos minutos hasta que dore. Agregar el ajo y pimienta, Sazonar con sal y pimienta. Freír por 15 minutos, revolviendo constantemente.

Reducir el fuego al mínimo y añadir tomates. Cubrir y cocinar por unos minutos. Remover del fuego y servir.

Información nutricional por porción: Kcal: 296, Proteínas: 2.1g, Carbohidratos: 12.1g, Grasas: 28.3g

27. Risotto de Damasco Dulce

Ingredientes:

1 taza de arroz negro, pre cocido

¼ taza de damascos secos, en trozos

1 pepino grande, sin piel y en rodajas

2 zanahorias medianas, ralladas

1 tomate pequeño en cubos

1 cebolla morada mediana, en rodajas

2 cucharadas de aceite de oliva

1 cucharadita de mezcla de sazón de vegetales

1 cucharada de perejil fresco, en trozos finos

¼ cucharadita de sal

Preparación:

Poner el arroz en una olla profunda. Verter 2 ½ tazas de agua y hervir. Remover del fuego y dejar a un lado.

Precalentar el aceite en una sartén grande a fuego medio/alto. Añadir las cebollas y saltear hasta que ablanden. Agregar el tomate, damasco y rociar con mezcla de sazón de vegetales. Cocinar por 4-5 minutos. Añadir el arroz, cocinar por 1 minuto y remover del fuego.

Transferir a un plato y cubrir con zanahorias ralladas. Decorar con pepino fresco y rociar con perejil fresco.

Servir.

Información nutricional por porción: Kcal: 221, Proteínas: 4.1g, Carbohidratos: 37.2g, Grasas: 6.8g

28. Ensalada de Repollo y Tomate con Aderezo de Vinagre de Arroz

Ingredientes:

1 cabeza de repollo pequeña, en rodajas

2 tomates medianos, en cubos

1 taza de radicheta, rallada

1 pimiento mediano, en cubos

Para el aderezo:

2 cucharadas de vinagre de arroz

2 cucharadas de cilantro fresco, en trozos finos

2 cucharadas de aceite de oliva extra virgen

¼ cucharadita de pimienta negra, molida

¼ cucharadita de sal marina

Preparación:

Combinar los ingredientes del aderezo en un tazón. Revolver bien y dejar a un lado.

En un tazón de ensalada grande, combinar el repollo, tomates, radicheta y pimiento. Mezclar y rociar con el aderezo. Revolver y refrigerar por 20 minutos antes de servir. Puede añadir 2 cucharadas de crema agria, pero es opcional.

Información nutricional por porción: Kcal: 144, Proteínas: 3.3g, Carbohidratos: 15.5g, Grasas: 7.4g

29. Lubina Horneada

Ingredientes:

2 libra de Filetes de lubina, sin hueso

¼ taza de leche descremada

2 cucharadas de jugo de limón

½ taza de pan rallado

1 dientes de ajo molidos

1 cebolla pequeña, en rodajas

1 limón mediano, en gajos

¼ cucharadita de pimienta blanca, molido

¼ cucharadita de ají picante, molido

½ cucharadita de sal marina

1 cucharada de romero fresco, en trozos finos

Preparación:

Precalentar el horno a 375°F.

Combinar la leche, ajo y ají picante en un tazón mediano. Dejar a un lado.

Lavar y secar el pescado. Ponerlo en un tazón y cubrir bien con jugo de limón. Transferirlo al tazón con leche. Dejar reposar por 15 minutos para que absorba el líquido.

Esparcir el pan rallado sobre una fuente limpia. Cubrir el pescado en él.

Engrasar una fuente con aceite y poner encima los filetes. Llevar al horno y cocinar por 20-25 minutos. Remover y servir con gajos de limón.

Información nutricional por porción: Kcal: 236, Proteínas: 37.5g, Carbohidratos: 8.8g, Grasas: 4.5g

30. Batido de Manzana y Col

Ingredientes:

1 manzana grande, sin carozo y en trozos

1 taza de col rizada, en trozos

½ taza de leche descremada

1 cucharada de miel

1 cucharada de linaza

Preparación:

Poner la col en una olla con agua hirviendo. Cocinar hasta que ablande y remover del fuego. Colar y dejar a un lado para enfriar.

Combinar la col y los otros ingredientes en una procesadora. Pulsar hasta que esté suave. Transferir a vasos y refrigerar por 1 hora antes de servir.

Información nutricional por porción: Kcal: 147, Proteínas: 4.1g, Carbohidratos: 31.2g, Grasas: 1.3g

31. Pavo con Pasta de Kiwi

Ingredientes:

1 libra de pechuga de pavo, en trozos

8 onzas de pasta (fideos)

2 tazas de broccoli, en mitades

4 kiwis grandes, sin piel y en rodajas

2 pimiento medianos, en tiras

½ taza de cebollas de verdeo, en trozos

4 cucharadas de Queso parmesano, rallado

½ cucharadita de sal

Para el aderezo:

2 cucharadas de aceite de oliva

½ taza de vinagre balsámico

2 cucharadas de mostaza amarilla

2 cucharadita de albahaca fresca, en trozos finos

Preparación:

Poner la carne en una cacerola grande y verter agua hasta cubrir. Rociar con sal a gusto. Tapar y cocinar por 1 hora a fuego medio/Bajo. Remover del fuego y colar. Dejar a un lado.

Combinar los ingredientes del aderezo en un tazón. Batir bien y dejar a un lado para que los sabores se unifiquen.

Usar las instrucciones del paquete para cocinar los fideos. Justo antes de estar listos, añadir el brócoli y revolver. Cocinar por 1-2 minutos más y remover del fuego. Colar y rociar con el aderezo previamente hecho.

Añadir los kiwis, pimientos, cebollas de verdeo y mezclar bien para combinar. Cubrir con los trozos de carne cocidos y rociar con queso. Servir.

Información nutricional por porción: Kcal: 217, Proteínas: 14.4g, Carbohidratos: 27.6g, Grasas: 5.6g

32. Batido de Manzana y Quínoa

Ingredientes:

1 manzana verde grande, sin carozo y en trozos

1 taza de quínoa blanca, pre cocida

1 taza de espinaca bebé, en trozos and pre cocida

½ pepino mediano, en rodajas

1 taza de agua

Preparación:

Poner la quínoa en una olla mediana y verter agua hasta cubrir. Cocinar hasta que esté listo y remover del fuego. Colar y transferir a un tazón mediano.

Usar la misma olla y repetir el proceso para la espinaca. Colar y combinar con la quínoa. Agregar los otros ingredientes y transferir a una procesadora. Pulsar hasta que esté suave. Refrigerar por 30 minutos y cubrir con hojas de menta antes de servir.

Información nutricional por porción: Kcal: 110, Proteínas: 4.2g, Carbohidratos: 22.1g, Grasas: 1.5g

33. Salmón con Salsa de Albahaca

Ingredientes:

5 onzas de filetes de salmón, sin piel ni hueso

12 onzas de zanahorias bebé, entero

12 onzas de broccoli, en trozos

2 cucharadas de albahaca fresca, en trozos finos

8 dientes de ajo, molidos

½ taza de aceite de oliva

1 limón mediano, en gajos

1 cucharadita de sal

Preparación:

Combinar las zanahorias y brócoli en una olla grande. Verter agua hasta cubrir. Cocinar hasta que ablanden. Remover del fuego y colar bien. Rociar con una pizca de sal.

Combinar el ajo y sal en una procesadora y pulsar. Añadir 1 cucharadita por vez, gradualmente. Pulsar por 30 segundos en el medio. Repetir el proceso hasta que esté listo. Añadir la albahaca y pimienta al final y pulsar. Dejar a un lado.

Precalentar 1 cucharada de aceite en una fuente de hornear a fuego medio/alto. Asar por 3-4 minutos de cada lado. Remover del horno y transferir a un plato. Verter encima la salsa de ajo y albahaca. Servir con vegetales fríos. Decorar con gajos de limón.

Información nutricional por porción: Kcal: 331, Proteínas: 10.2g, Carbohidratos: 14.7g, Grasas: 27.8g

34. Omelette de Espinaca y Tomate

Ingredientes:

8 huevo grandes

½ taza de espinaca, en trozos

1 pimiento grande, en cubos

2 tomates pequeños, en cubos

1 cebolla pequeña, en cubos

2 cucharadas de aceite de oliva

1 cucharada de leche descremada

1 cucharadita de mezcla de sazón de vegetales

¼ cucharadita de sal

¼ cucharadita de pimienta negra, molida

Preparación:

Poner la espinaca en una olla profunda. Añadir 2 tazas de agua y hervir. Remover del fuego y colar bien. Dejar a un lado.

Combinar los tomates y leche en una licuadora. Añadir una pizca de sal y pulsar hasta que esté suave. Dejar a un lado.

Precalentar el aceite en una sartén antiadherente a fuego medio/alto. Añadir la cebolla y freír hasta que trasluzca. Agregar el pimiento y cocinar por 4-5 minutos más. Añadir la espinaca y verter la salsa de tomate.

Batir los huevos en un tazón y agregar una pizca de sal, pimienta y mezcla de sazón de vegetales. Cocinar hasta que estén listos. Doblar el omelette usando una espátula y remover del fuego.

Servir inmediatamente.

Información nutricional por porción: Kcal: 230, Proteínas: 13.7g, Carbohidratos: 6.8g, Grasas: 17.1g

35. Ensalada de Caballa

Ingredientes:

3 filetes de caballa, sin hueso

1 cucharada de aceite de oliva

1 cucharadita de romero seco, molido

1 taza de tomates cherry

¼ taza de aceitunas

1 cucharadita de ajo, molidos

1 cucharadita de albahaca seca, molida

2 cucharadas de jugo de limón

¼ cucharadita de sal

Preparación:

Rociar los filetes de caballa con romero y freír en una sartén grande a 350 grados por 10 minutos de cada lado, o hasta que dore bien. Usar papel de cocina para remover el exceso de aceite. Dejar enfriar por 15 minutos y cortar en cubos.

Mezclar el pescado con los otros ingredientes en un tazón grande. Añadir el ajo, albahaca y jugo de limón. Salar a gusto y servir caliente.

Información nutricional por porción: Kcal: 299, Proteínas: 21.8g, Carbohidratos: 3.8g, Grasas: 21.8g

36. Salmón con Calabacín

Ingredientes:

1 libra de filetes de salmón, en rodajas

2 calabacines pequeños

6 Brotes de Bruselas

3 cucharadas de aceite de oliva extra virgen

¼ cucharadita de pimienta negra, molida

Preparación:

Pelar y rebanar los calabacines en rodajas de 0,5 pulgadas de espesor. Cortar los filetes de salmón en piezas del tamaño de un bocado. Calentar 1 cucharada de aceite de oliva en una sartén y freír el salmón por 10 minutos, o hasta que esté crujiente. Transferir a un plato cubierto con papel cocina para remover el exceso de grasa. Dejar a un lado.

Cortar los brotes de Bruselas por la mitad. Combinar con las rodajas de calabacín en un tazón grande y añadir 2 cucharadas de aceite de oliva. Llevar a la sartén y cocinar hasta que ablanden (10 minutos). Añadir los filetes de salmón a la sartén y dejar recalentar. Servir y disfrutar.

Información nutricional por porción: Kcal: 262, Proteínas: 23.7g, Carbohidratos: 4.7g, Grasas: 17.7g

37. Camarones en Salsa de tomate

Ingredientes:

3 tazas de camarones congelados, descongelados

3 tomates medianos, en trozos

1 cucharadita de albahaca seca, molida

3 dientes de ajo, en trozos

¼ cucharadita de pimienta negra, molida

¼ taza de aceite de oliva

3 cucharadas de aceite de oliva (para freír)

Preparación:

Batir ¼ taza de aceite de oliva, albahaca seca, ajo y pimienta en un tazón. Cepillar cada camarón con esta marinada y dejar a un lado. Lavar y trozar los tomates.

Usar un grill grande para calentar 3 cucharadas de aceite de oliva. Remover los camarones de la marinada y grillar por unos minutos de cada lado, hasta que doren. Reducir el fuego al mínimo y añadir los tomates. Tapar y cocinar hasta que los tomates ablanden. Servir caliente.

Información nutricional por porción: Kcal: 218, Proteínas: 1.1g, Carbohidratos: 4.4g, Grasas: 23.3g

38. Puré de Manzana Picante

Ingredientes:

1 taza de puré de manzana casero

½ taza de aceite de oliva

4 cucharadas de vinagre de sidra de manzana

3 cucharadas de perejil seco, en trozos

2 cucharadas de mejorana seca, molido

¼ cucharadita de pimienta roja, molida

¼ cucharadas de mostaza amarilla

Para el puré de manzana casero:

5-6 manzanas medianas (Alkmene)

1 cucharadita de canela, molida

4 tazas de agua

Preparación:

Lavar y pelar las manzanas. Cortar en cuartos y remover el centro. Ponerlas en una olla grande y añadir agua hasta cubrir (4 tazas). Hervir y cocinar hasta que ablanden. Revolver ocasionalmente. Luego de 20 minutos, remover del fuego y colar. Dejar enfriar y aplastar con un tenedor. Poner en una procesadora con una cucharadita de canela molida. Mezclar por 30 segundos. Verter en una jarra alta y tapar.

Consejo: Preparar el puré de manzana varias horas antes, para que enfríe bien.

Batir el aceite de oliva, vinagre de manzana, pimienta roja y mostaza en un tazón grande, hasta obtener una mezcla suave. Combinar con el puré de manzana y añadir perejil seco y mejorana. Dejar reposar en la nevera por 1 hora.

Información nutricional por porción: Kcal: 298, Proteínas: 0.9g, Carbohidratos: 32.3g, Grasas: 20.7g

39. Pavo a la Cazadora

Ingredientes:

4 pechugas de pollo, sin piel ni hueso

12 onzas de pasta de tomate seca

2 cebollas pequeñas, en rodajas

1 taza de caldo de pollo, sin sal

2 dientes de ajo, aplastados

1 cucharadita de albahaca seca, molida

½ cucharadita de orégano seco, molido

¼ cucharadita de pimienta negra, molida

¼ cucharadita de sal

1 taza de agua

Preparación:

Combinar todos los ingredientes en una olla a presión. Sellar y cocinar por 9-10 horas a fuego mínimo. Remover del fuego y dejar reposar antes de abrir.

Rociar con sal, pimienta o chile a gusto. Servir caliente.

Información nutricional por porción: Kcal: 242, Proteínas: 30.6g, Carbohidratos: 13.5g, Grasas: 7.5g

40. Ensalada de Queso y Sandía

Ingredientes:

4 tazas de sandía, sin semillas y en trozos

½ taza de Queso feta, desmenuzado

¼ taza de aceitunas, sin carozo y en trozos finos

1 cucharada de albahaca fresca, en trozos finos

1 cebolla morada pequeña, en rodajas

2 cucharadas de aceite de oliva extra virgen

3 cucharadas de jugo de limón

Preparación:

Combinar el jugo de limón, aceite de oliva, albahaca y sal en un tazón. Mezclar bien y dejar reposar por 10 minutos.

Combinar la sandía, cebolla, albahaca y aceitunas en un tazón de ensalada grande. Rociar con la marinada y mezclar. Refrigerar por 30 minutos antes de servir.

Información nutricional por porción: Kcal: 175, Proteínas: 3.8g, Carbohidratos: 14.6g, Grasas: 12.2g

41. Vegetales Asados Cremosos

Ingredientes:

½ taza de remolacha, sin piel y en cubos

½ taza de Brotes de Bruselas, en trozos

½ taza de calabaza, sin piel y en trozos

½ taza de zanahoria, en trozos

1 taza de tomates, en trozos

½ taza de tomates asados

1 cebolla pequeña, en rodajas

2 dientes de ajo, molidos

1 taza de remolacha plateada, en trozos finos

½ cucharadita de sal

¼ cucharadita de pimienta negra, molida

3 cucharadas de aceite de oliva

Preparación:

Precalentar el horno a 350°F.

En un tazón grande, combinar la remolacha, brotes de Bruselas y calabaza. Añadir 1 cucharada de aceite de oliva y sal a gusto. Llevar al horno y cocinar por 20 minutos.

Mientras tanto, calentar el aceite restante en una cacerola mediana. Añadir las cebollas y zanahoria y freír por 5 minutos, revolviendo constantemente.

Agregar los tomates y remolacha plateada. Sazonar con pimienta y hervir a fuego lento por 20 minutos. Revolver 1 vez y agregar sal y pimienta a gusto.

Servir caliente.

Información nutricional por porción: Kcal: 138, Proteínas: 1.9g, Carbohidratos: 10.9g, Grasas: 10.8g

42. Entrada de Calabaza

Ingredientes:

2 tazas de calabaza, en trozos

2 cucharadita de comino fresco, molido

2 cucharadita de cilantro, molido

4 cucharadas de aceite vegetal

8 higos secos, en rodajas

1 cebolla morada pequeña, en rodajas

¼ taza de cilantro fresco, en trozos

4 cucharadas de jugo de limón fresco

¼ taza de aceite de oliva

Preparación:

Precalentar el horno a 300°F.

En un tazón grande, combinar la calabaza con el comino, cilantro y vegetales. Mezclar bien. Esparcir esta mezcla en una fuente y hornear por 20 minutos. Remover del horno y dejar enfriar.

Poner la calabaza, higos, hojas de cilantro, ralladura de limón, jugo de limón en un tazón y mezclar bien para cubrir. Servir.

Información nutricional por porción: Kcal: 379, Proteínas: 3.1g, Carbohidratos: 36.6g, Grasas: 27.3g

43. Panqueques de Cereza

Ingredientes:

1 taza de harina común

2 huevo grandes

4 cucharadita de azúcar

1 cucharadita de extracto de vainilla

1 cucharadita de polvo de hornear

1 taza de leche descremada

1 taza de cerezas frescas

3 cucharadita de extracto de cereza

¼ taza de jugo de cereza fresco

2 cucharadas de aceite (para freír)

Preparación:

Combinar todos los ingredientes secos en un tazón grande. Mezclar bien y añadir, batiendo, 1 taza de leche, extracto de vainilla y huevos. Cubrir y dejar reposar 10 minutos.

Mientras tanto, precalentar el aceite en una sartén antiadherente mediana a fuego medio.

Verter un poco de mezcla de panqueques en la sartén. Freír por 1 minuto de cada lado, hasta que esté marrón. Transferir a un plato.

En otro tazón, combinar 2 tazas de cerezas frescas con extracto de cereza. Batir con ¼ taza de jugo de cereza fresco. Cubrir cada panqueque con 2 cucharadas de la mezcla y servir.

Información nutricional por porción: Kcal: 251, Proteínas: 8.4g, Carbohidratos: 31.4g, Grasas: 9.6g

44. Camarones Italianos

Ingredientes:

1 libra de camarones grandes, sin piel y sin vaina

2 cucharadas de jugo de limón

2 limones, en rodajas finas

5 cucharadas de aceite de oliva

½ cucharadita de sal marina

½ cucharadita de pimienta roja, molida

½ cucharadita de pimienta negra, molida

1 cucharada de ajo, molidos

10 hojas de laurel

Preparación:

Lavar y colar los camarones. En un tazón grande, combinar el jugo de limón, 3 cucharadas de aceite de oliva, sal marina, pimienta roja y negra, hojas de laurel y ajo para hacer una marinada. Remojar los camarones en ella. Tapar y dejar en la nevera por 10 minutos.

Calentar 2 cucharadas de aceite de oliva en un grill a fuego alto. Freír los camarones por 15 minutos, revolviendo constantemente. Añadir marinada mientras se cocinan.

Información nutricional por porción: Kcal: 252, Proteínas: 21.6g, Carbohidratos: 4.2g, Grasas: 17.6g

45. Carne Grillada con Almendras

Ingredientes:

3 filetes de ternera grandes

1 cebolla grande, en rodajas finas

4 tazas de espinaca bebé, en trozos

1 cucharadita de ajo, en trozos

½ cucharadita de jengibre, molidos

¼ taza de jugo de limón

¼ taza de almendras, en trozos

1 cucharada de jugo de lima

2 cucharadas de agua

1 cucharada de salsa de pescado orgánica, sin azúcar

4 cucharadas de aceite vegetal

Preparación:

Lavar y secar los filetes de ternera. Cortar en piezas del tamaño de un bocado y dejar a un lado.

Pelar la cebolla y cortarla en rodajas finas. Calentar el aceite a fuego medio/alto y freír hasta que doren.

Añadir la espinaca bebé y ajo. Mezclar bien y freír por 5 minutos más, hasta que el agua evapore. Revolver bien y remover del fuego.

En un tazón grande, combinar la espinaca bebé con el jengibre, jugo de limón, agua, almendras y salsa de pescado. Mezclar con un tenedor. Remojar la carne en ella y retornar a la sartén. Cocinar a fuego lento por 30 minutos, revolviendo ocasionalmente.

Cuando el agua evapore, remover del fuego y añadir jugo de lima. Dejar reposar por 20-30 minutos antes de servir.

Información nutricional por porción: Kcal: 245, Proteínas: 3.9g, Carbohidratos: 9.1g, Grasas: 22.5g

46. Kebab de Ternera

Ingredientes:

2 batatas pequeñas, sin piel and en rodajas finas

2 filetes de ternera, en cubos

1 cebolla morada mediana, en rodajas

1 pimiento rojo, en rodajas

3 cucharadas perejil fresco, en trozos finos

3 cucharadas de menta fresca, en trozos finos

3 cucharadas de cebollines, en trozos finos

2 tomates pequeños, en rodajas

6 cucharadas de aceite de oliva

Para la marinada:

2 cucharadas de jugo de limón

2 chiles verdes, sin semillas and en trozos finos

2 dientes de ajo pequeños, en trozos finos

4 cucharadas de aceite de oliva

2 cucharadas de vinagre de vino blanco

Preparación:

Hervir las papas por 20-25 minutos, o hasta que ablanden. Colar y dejar enfriar.

Combinar el jugo de limón, chiles verdes, dientes de ajo, aceite de oliva y vinagre en un tazón grande. Remojar la carne y vegetales en la marinada y dejar reposar en la nevera por al menos 1 hora.

Acomodar la carne y vegetables en pinchos. Usando un cepillo de cocina, esparcir el aceite de oliva restante sobre los kebabs. Grillar directamente a fuego medio/alto por 5-6 minutos de cada lado.

Información nutricional por porción: Kcal: 375, Proteínas: 19.2g, Carbohidratos: 11.1g, Grasas: 28.4g

47. Galletas de Menta

Ingredientes:

1 taza de manteca, ablandada

2 cucharadas de miel

2 huevo grandes

1 cucharadita de extracto de menta

2 tazas de harina común

½ taza de polvo de cacao

1 cucharadita de bicarbonato de sodio

½ cucharadita de sal

1 taza de chocolate chips

Preparación:

Precalentar el horno a 375°F.

Derretir la manteca y transferirla a un tazón grande. Añadir miel, huevos, extracto de menta. Batir bien hasta que esté suave y mullido. Dejar a un lado.

Combinar la harina, bicarbonato de sodio, sal y polvo de cacao. Revolver bien y añadir la manteca. Batir bien usando una mezcladora de mano. Añadir chips de chocolate y revolver nuevamente.

Hacer bolas de 1 pulgada usando las manos. Esparcir las bolas en una fuente antiadherente. Presionar con la palma de la mano para dar forma a las galletas.

Llevar al horno y cocinar por 10 minutos o hasta que estén crujientes. Remover del fuego y dejar enfriar.

Servir o guardar por hasta 1 semana.

Información nutricional por porción: Kcal: 153, Proteínas: 2.4g, Carbohidratos: 14.1g, Grasas: 10.1g

48. Ensalada de Atún y Frijoles

Ingredientes:

2 tazas de frijoles blancos, pre cocidos

1 lata de atún (blanco), desmenuzado

1 taza de apio fresco, en trozos

1 taza de pimientos, en trozos

¼ taza de cebollas de verdeo, en trozos

4 tazas de Lechuga iceberg

1 taza de queso feta

2 cucharadas de aceite de oliva

2 cucharadas de vinagre balsámico

2 cucharadas de Mostaza de Dijon

1 cucharada de albahaca fresca, en trozos finos

¼ cucharadita de pimienta negra, molida

½ cucharadita de sal

Preparación:

Poner los frijoles en una olla de agua hirviendo. Cocinar hasta que ablanden. Remover del fuego y colar bien. Dejar a un lado.

Combinar la mostaza, albahaca, vinagre, aceite, sal y pimienta en un tazón. Dejar reposar por 10 minutos.

Combinar el atún, frijoles, apio, pimiento y cebollas de verdeo en un tazón mediano. Revolver bien para combinar. Rociar con la marinada y mezclar.

Poner un puñado de lechuga en un plato y verter la ensalada encima. Cubrir con queso y servir.

Información nutricional por porción: Kcal: 386, Proteínas: 26.7g, Carbohidratos: 41.6g, Grasas: 13.3g

49. Pollo Verde

Ingredientes:

1 libra de pechugas de pollo, sin piel ni hueso

2 tazas de espinaca, en trozos

1 taza de jugo de naranja fresco

3 pimientos verdes, en trozos

3 ajíes picantes pequeños, en trozos finos

2 cebollas pequeñas, en trozos

1 cucharada de jengibre fresco, ralladas

1 cucharadita de polvo de pimiento rojo, molido

4 cucharadas de aceite vegetal

½ cucharadita de sal

Preparación:

Lavar y secar el pollo usando papel de cocinar. Cortar en piezas del tamaño de un bocado. Picar las cebollas y pimientos y dejar a un lado.

Calentar el aceite en una comadreja grande a fuego medio/alto. Agregar las cebollas y pimientos y saltear hasta que trasluzcan. Añadir la carne, jengibre, polvo de pimiento rojo y sal. Cocinar por 10-12 minutos, o hasta que el pollo dore.

Mientras tanto, combinar el jugo de naranja fresco con espinaca en una procesadora. Mezclar bien por 30 segundos. Añadir esta mezcla a la comadreja y cocinar hasta que la espinaca quede bien aplastada. Cubrir, remover del fuego y dejar reposar por 10 minutos antes de servir.

Información nutricional por porción: Kcal: 278, Proteínas: 23.4g, Carbohidratos: 12.2g, Grasas: 15.1g

50. Estofado de Pescado

Ingredientes:

1 libra de filetes de carpa

5 zanahorias medianas, en rodajas

3 ají picantes, en rodajas

3 tomates medianos, en trozos

¼ cucharadita de pimienta negra, molida

¼ taza de apio, en trozos finos

1 cucharada de aceite de oliva

Preparación:

Pelar las zanahorias y lavar bien en agua fría. Cortar en rodajas finas. Cocinar las zanahorias en una olla de agua hirviendo por 20 minutos, o hasta que ablanden. Remover del fuego y colar.

Calentar el aceite de oliva en una olla profunda. Añadir las zanahorias y freír por 5 minutos, revolviendo constantemente. Agregar los ajíes picantes, tomates, apio y pimientos. Freír los vegetales a fuego mínimo por 8-10 minutos.

Mientras tanto, lavar y cortar los filetes en trozos de 1 pulgada de espesor. Añadir los filetes y 2 tazas de agua a la olla. Hervir y tapar. Reducir el fuego al mínimo y cocinar por 30 minutos.

Información nutricional por porción: Kcal: 378, Proteínas: 28.6g, Carbohidratos: 11.6g, Grasas: 23.9g

51. Chuleta de Res con Ananá y Cúrcuma

Ingredientes:

1 ½ libra de chuleta de res, sin hueso

2 cucharadas de aceite de coco

1 cucharada de aceite de oliva

½ taza de leche de coco

1 cucharadita de cúrcuma, molido

¼ cucharadita de pimienta negra, molida

1 ananá mediano, sin piel y en trozos

Preparación:

Lavar y secar la carne. Cortar en cubos del tamaño de un bocado. Combinar la carne con aceite de coco, leche de coco, cúrcuma, pimienta y ananá. Mezclar bien y dejar a un lado por 15 minutos.

Usar un wok grande para calentar aceite de oliva. Remover la carne y ananá de la marinada y freír por 5-7 minutos de cada lado. Verter la marinada restante, cubrir el wok y cocinar por 30 minutos a fuego medio. La marinada se volverá espesa y la carne blanda. Remover del fuego y servir.

Información nutricional por porción: Kcal: 317, Proteínas: 34.9g, Carbohidratos: 1.4g, Grasas: 18.7g

52. Palillos de Pavo con Nuez Moscada y Algarroba

Ingredientes:

3 patas de pavo

½ taza de leche de almendra

4 cucharadita de nuez moscada, molida

3 cucharadas de algarroba, molidos

¼ cucharadita de pimienta roja, molida

Preparación:

Precalentar el horno a 350°F.

Mientras tanto, lavar y limpiar la carne. Secar usando papel de cocina. En un tazón pequeño, combinar la leche de almendra, nuez moscada y algarroba. Mezclar bien y remojar cada pata de pavo con esta mezcla.

Rociar con pimienta roja a gusto y enrollar cada pata en papel aluminio.

Poner en una fuente de hornear y cocinar por 40 minutos. Remover del horno y dejar reposar un rato antes de servir.

Información nutricional por porción: Kcal: 316, Proteínas: 31.2g, Carbohidratos: 8.4g, Grasas: 17.4g

53. Pollo a la Mostaza

Ingredientes:

2 pechugas de pollo, sin hueso y sin piel

¼ taza de vinagre de sidra de manzana

¼ taza de aceite de oliva

1 cucharada de ajo, molidos

2 cucharadas de mostaza amarilla

¼ cucharadita de pimienta verde, molido

1 cucharada de aceite de oliva (para freír)

Preparación:

Lavar y secar la carne. Poner en una tabla de cortar y sazonar con pimienta verde molida. En un tazón grande, combinar el vinagre de manzana, aceite de oliva, ajo y mostaza para hacer una marinada. Remojar el pollo en la marinada. Tapar y llevar a la nevera por 2 horas al menos.

Precalentar el aceite en una sartén antiadherente grande a fuego medio/alto. Añadir las pechugas de pollo y cocinar por 7-10 minutos de cada lado, o hasta que esté crujiente. Agregar un poco de la mezcla de marinada mientras se cocina.

Revolver ocasionalmente y cocinar hasta que la carne esté lista. Remover del fuego y servir.

Información nutricional por porción: Kcal: 365, Proteínas: 33.3g, Carbohidratos: 1.3g, Grasas: 24.8g

54. Cazuela de Berenjenas

Ingredientes:

2 berenjena grandes, sin piel y en rodajas

1 taza de ternera, molidos

1 cebolla mediana, en trozos

1 cucharadita de aceite de oliva

2 tomates medianos, en trozos

1 cucharadita de perejil fresco, en trozos finos

¼ cucharadita de pimienta negra, molida

Preparación:

Precalentar el horno a 300°F.

Pelar las berenjenas y cortarlas longitudinalmente en hojas finas. Poner en un tazón y dejarlas reposar 1 hora.

Remojar las berenjenas en huevos batidos. Precalentar el aceite en una sartén grande a fuego medio/alto y cocinar por 5 minutos de ambos lados, o hasta que ablanden. Remover de la sartén y agregar las cebollas. Añadir los pimientos, tomates y perejil. Freír por unos minutos y agregar la carne.

Cuando la carne ablande, remover del fuego, enfriar, añadir 1 huevo y sazonar con pimienta. Poner la berenjena y carne con vegetales en una fuente para horno y hacer capas hasta que se hayan usado todos los ingredientes. Hornear por 30 minutos.

Remover del horno y dejar reposar. Servir

Información nutricional por porción: Kcal: 144, Proteínas: 9.6g, Carbohidratos: 21.2g, Grasas: 3.7g

55. Puerro con Cubos de Pollo

Ingredientes:

2 tazas de puerros, cortados

1 taza de filetes de pollo, en cubos

3 cucharadas de aceite de oliva

1 cucharadita hojas de tomillo

¼ cucharadita de pimienta negra, molida

Preparación:

Cortar los puerros en piezas pequeñas y lavar bajo agua fría, un día antes de cocinar. Dejar por la noche en una bolsa plástica.

Precalentar el aceite en una sartén grande a fuego medio/alto. Añadir los cubos de pollo y cocinar por 10-15 minutos. Revolver constantemente hasta que esté blando.

Reducir la temperatura, añadir los puerros y revolver bien. Cocinar por 5-7 minutos más. Cuando esté listo, remover de la sartén y rociar con pimienta a gusto. Decorar con hojas de tomillo antes de servir.

Información nutricional por porción: Kcal: 369, Proteínas: 21.7g, Carbohidratos: 13.1g, Grasas: 26.5g

56. Pimiento Rojo y Frijoles

Ingredientes:

1 ½ libra de frijoles, pre cocidos

2 zanahorias medianas, en rodajas

1 pimiento rojo grande, en trozos

2 cebolla medianas, en rodajas

5 dientes de ajo, molidos

3 tomates pequeños, en rodajas

1 taza de salsa de tomate

1 ají picante pequeño, en trozos finos

1 taza de apio, en trozos

2 cucharadas de aceite de oliva

6 tazas de agua

Preparación:

Con la tapa afuera, calentar el aceite de oliva en una olla presión a fuego alto. Freír por 2 minutos o hasta que trasluzcan.

Agregar las zanahorias, pimientos y ajo. Cocinar por 10 minutos a fuego medio/alto. Añadir los tomates, salsa de tomate y 1 taza de agua caliente.

Añadir los frijoles pre cocidos y 5 tazas de agua, y luego el apio y ají picante.

Sellar y cocinar a fuego máximo por 10 minutos.

Información nutricional por porción: Kcal: 356, Proteínas: 9.2g, Carbohidratos: 49.4g, Grasas: 6.3g

57. Risotto Marroquí

Ingredientes:

1 taza de arroz negro, pre cocido

2 cucharadas de aceite de oliva extra virgen

2 zanahorias medianas, ralladas

1 tomate pequeño sin piel and en trozos finos

1 cucharadas Sazón de especias marroquíes

1 cebolla mediana, sin piel y en trozos

6-7 damascos secos, en mitades

Preparación:

En una olla profunda, hervir 3 tazas de agua. Añadir el arroz y reducir el fuego al mínimo. Cocinar hasta que el agua evapore. Remover del fuego.

Precalentar aceite en una sartén a fuego medio/alto. Agregar la cebolla y freír hasta que trasluzca.

Agregar el tomate, damascos y sazón de especias marroquíes. Cocinar por 5 minutos y añadir el arroz. Revolver bien para combinar.

Cubrir con zanahoria rallada y servir.

Información nutricional por porción: Kcal: 435, Proteínas: 15.9g, Carbohidratos: 67.3g, Grasas: 6.3g

58. Estofado de Brócoli

Ingredientes:

2 onzas de brócoli fresco

2 cucharadas de perejil fresco, en trozos finos

1 cucharadita de tomillo seco, molido

1 cucharada de jugo de limón fresco

¼ cucharadita de ají picante, molido

3 cucharadas de aceite de oliva

1 cucharada de crema de alcaparras

Preparación:

Poner el brócoli en una olla profunda y verter agua hasta cubrir. Hervir y cocinar hasta que ablande. Remover del fuego y colar.

Transferir a una procesadora. Añadir perejil fresco, tomillo y ½ taza de agua. Pulsar hasta que esté suave. Retornar a la olla y agregar agua hasta cubrir todos los ingredientes. Hervir y cocinar por varios minutos a fuego mínimo.

Agregar aceite de oliva y crema de alcaparras, rociar con ají picante y añadir jugo de limón fresco. Servir caliente.

Información nutricional por porción: Kcal: 72 Proteínas: 12.2g, Carbohidratos: 15.8g, Grasas: 8.3g

59. Macarrones y Atún Ligeros

Ingredientes:

1 taza de tuna, molidos

½ taza de crema de alcaparras casera

2 tazas de macarrones de harina de arroz

1 cucharadita de sal marina

1 cucharadita de aceite de oliva

1 cucharada de aceite de canola

¼ taza de aceitunas (para decorar)

Preparación:

Verter 3 tazas de agua en una olla. Hervir y añadir los macarrones y sal. Cocinar por 3 minutos. Remover del fuego y colar.

Combinar el atún con la crema de alcaparras en un tazón mediano. Mezclar bien con un tenedor.

Combinar el aceite de oliva y aceite de canola y precalentar en una cacerola grande a fuego medio/alto. Agregar la mezcla de atún y cocinar por 15-20 minutos, revolviendo ocasionalmente. Agregar los macarrones y mezclar.

Cubrir la cacerola y dejar que los macarrones se calienten. Servir caliente con aceitunas.

Información nutricional por porción: Kcal: 224, Proteínas: 33.4g, Carbohidratos: 44.3g, Grasas: 12.2g

60. Rodajas de Salmón Marinadas

Ingredientes:

2 libras de salmón fresco, en rodajas de 1 pulgada de espesor

1 taza de aceite de oliva extra virgen

3 cucharadas de jugo de limón, recién exprimido

1 cucharada de romero fresco, en trozos finos

1 cucharadita de orégano seco, molido

1 hoja de laurel seca, aplastada

1 cucharadita de sal

1 cucharada de pimienta Cayena, molida

Preparación:

Combinar el aceite de oliva con el jugo de limón, romero, orégano, hoja de laurel, sal y pimienta cayena en un tazón. Revolver bien.

Usando un cepillo de cocina, esparcir esta mezcla sobre las rodajas de salmón. Grillar por 3 minutos de cada lado.

Servir con vegetales al vapor, aunque esto es opcional.

Información nutricional por porción: Kcal: 261, Proteínas: 26.2g, Carbohidratos: 0.1g, Grasas: 16.1g

61. Risotto con Vegetales

Ingredientes:

1 taza de arroz negro, pre cocido

1 zanahoria mediana, en rodajas

1 calabacín mediano, en rodajas

1 tomate pequeño en trozos

½ berenjena pequeña, en rodajas

1 pimiento rojo pequeño, en rodajas

3 cucharadas de aceite de oliva extra virgen

½ cucharadita de sal

1 cucharadita de mejorana seca, molido

Preparación:

Poner el arroz en una olla profunda. Añadir 2 tazas de agua y hervir. Reducir el fuego y cocinar hasta que el agua evapore. Revolver ocasionalmente.

Calentar 1 cucharada de aceite de oliva a fuego medio/alto. Añadir la zanahoria y freír por 3-4 minutos, revolviendo constantemente. Combinar con el arroz.

Añadir el aceite de oliva restante, calabacín, tomate, berenjena, pimiento rojo, sal y mejorana. Agregar una taza de agua y continuar cocinando por 10 minutos más.

Información nutricional por porción: Kcal: 220, Proteínas: 6.2g, Carbohidratos: 51.2g, Grasas: 7.8g

OTROS TITULOS DE ESTE AUTOR

70 Recetas De Comidas Efectivas Para Prevenir Y Resolver Sus Problemas De Sobrepeso: Queme Calorías Rápido Usando Dietas Apropiadas y Nutrición Inteligente
Por
Joe Correa CSN

48 Recetas De Comidas Para Eliminar El Acné: ¡El Camino Rápido y Natural Para Reparar Sus Problemas de Acné En 10 Días O Menos!
Por
Joe Correa CSN

41 Recetas De Comidas Para Prevenir el Alzheimer: ¡Reduzca El Riesgo de Contraer La Enfermedad de Alzheimer De Forma Natural!
Por
Joe Correa CSN

70 Recetas De Comidas Efectivas Para El Cáncer De Mama: Prevenga Y Combata El Cáncer De Mama Con una Nutrición Inteligente y Alimentos Poderosos
Por

Joe Correa CSN